LA QUESTION DES ALIÉNÉS

DANS

LE DÉPARTEMENT DE LA LOIRE-INFÉRIEURE

PAR

UN VIEUX SERVITEUR DES ALIÉNÉS

NANTES

IMPRIMERIE MERSON, RUE DU CALVAIRE, N° 8.

1881.

LA QUESTION

DES ALIÉNÉS

DANS

LE DÉPARTEMENT DE LA LOIRE-INFÉRIEURE

PAR

UN VIEUX SERVITEUR DES ALIÉNÉS

NANTES

IMPRIMERIE MERSON, RUE DU CALVAIRE, N° 8.

1881.

LA QUESTION DES ALIÉNÉS DANS LE DÉPARTEMENT DE LA LOIRE-INFÉRIEURE

L'importante question des aliénés, à l'ordre du jour depuis plus de vingt-cinq ans, a enfin été discutée par le Conseil général, et une décision a été votée, en principe, par une majorité légale sans doute, mais qui, de fait, n'en est pas moins une minorité.

Le Conseil général se composant de 45 membres, 19 seulement ont voté *pour* les conclusions proposées et 7 *contre*. 5 ; se sont abstenus et 14 étaient absents.

Sans rien préjuger sur le vote définitif, on peut donc supposer que le vote acquis n'est pas l'expression de la majorité du département, et en appeler d'une majorité restreinte à la majorité vraie.

On a beaucoup discuté dans le Conseil et les Commissions ; mais a-t-on tout dit sur cet important sujet ?

La question a-t-elle été examinée aux divers points de vue pratiques qu'elle comporte ?

Le compte-rendu des discussions permet de répondre : Non.

Vieux serviteur des aliénés, j'éprouve un sentiment que je crois commun aux hommes de toutes positions : c'est que, quand on a consacré la meilleure partie de sa vie à une chose ou à une œuvre, on ne peut jamais s'en désintéresser absolument.

C'est ce sentiment qui me fait prendre la plume, avec l'espoir que, présentée sous son véritable jour, la question pourra gagner quelques voix favorables aux malheureux aliénés, dont les intérêts paraissent si près d'être sacrifiés.

Trois intérêts sont en présence : celui de la ville de Nantes et celui des hospices, qui ne font qu'un, celui du département et celui des aliénés.

Trois moyens ont été proposés pour *concilier* ces intérêts.

Examinons, et disons les hospices, puisqu'ils ne font qu'un avec la ville :

Ils ont souvent dit qu'ils perdaient sur les aliénés ; ensuite, qu'ils n'y gagnaient rien. Pourquoi donc tant tenir à les conserver ?

Ils ne gagnent rien, avec un prix de journée de 1 fr. 30 c. !

Mais il n'est pas un seul asile public qui reçoive un pareil prix pour les aliénés de son département !

Sur les 42 asiles publics des départements, 21 ont moins de 1 fr. 10 c. Et cependant, dans tous ces asiles, les frais généraux sont autrement considérables que dans un quartier d'hospice comme celui de Nantes ; ce qui ne les empêche pas de réaliser des bonis.

Si deux ou trois ont *momentanément* obtenu un prix élevé, ce n'a été que comme subvention, dans un but déterminé ; ainsi les asiles de Rouen.

En laissant de côté Bicêtre et la Salpêtrière, à Paris, qui ne peuvent être comparés aux autres quartiers d'hospices, pas un seul non plus n'a jamais reçu 1 fr. 30 c.

Il en est de même des asiles privés ; un seul fait exception : Nice ; mais c'est grâce à des circonstances exceptionnelles et à sa faible population, dont le chiffre peu élevé exagère nécessairement la proportion des frais généraux.

A l'encontre du prix excessif exigé par Saint-Jacques, de la permanence de ses mauvaises conditions et de ses plaintes, on peut citer un asile privé qui se trouve dans des conditions très-voisines des siennes, sous le rapport de sa population, indigents et pensionnaires, mais qui tient, avant tout, au bien-être de ses malades.

Bien que son prix de journée ne soit en moyenne que de 1 fr. 05, cet établissement a fait et payé sur ses bénéfices, en huit ans, pour au moins 600,000 fr. de travaux d'amélioration.

Veut-on que je cite des asiles publics ?

Maréville, n'ayant que 1 fr. 15 pour les départements étrangers et son bénéfice sur ses pensionnaires, a pu réduire à 75 cent. le prix de journée de son département et se rebâtir presque en entier ; il contient 1,500 malades.

Toulouse, moins important, mais dans des conditions analogues, a fait, en quinze ans, avec ses propres ressources, pour 700,000 fr. de travaux et abaissé son prix de journée local à 90 et même à 80 cent.

Châlons-sur-Marne, très-insignifiant et misérable à son début, s'est reconstruit avec ses économies successives, et il est aujourd'hui l'un des plus beaux asiles de France : pour lui permettre de se compléter plus rapidement, le Conseil général lui a dernièrement voté 600,000 fr. ; c'est tout ce qu'il aura coûté au département.

Je ne pousserai pas plus loin, pour le moment, cette revue des asiles publics : il me faudrait les nommer tous ; car il n'en est pas un qui n'ait fait quelque chose.

En prenant la question à un point de vue tout-à-fait général, c'est un fait acquis que les quartiers d'hospices sont toujours plus chers que les autres asiles, quoique leurs frais généraux soient moindres.

Malgré la cherté toujours croissante, en dix ans le prix de journée dans les asiles publics n'a subi qu'une augmentation moyenne de *17 millimes*, tandis qu'elle a été de *3 centimes* dans les quartiers d'hospices, augmentation largement dépassée par Saint-Jacques, puisque, en 1870, il ne recevait que 1 fr. 10; soit, pour lui seul, 20 cent. en plus, au lieu de 3.

Penser que cet écart disparaîtra serait une erreur et une preuve qu'on ne connaît pas la vigilance et l'ingéniosité de la direction d'un asile public, pour faire de mieux en mieux et moins cher.

Il y a des asiles dont le prix de journée n'est pas plus élevé aujourd'hui qu'il y a cinquante ans, et l'on sait comment les aliénés étaient alors logés, vêtus, nourris.

Ce n'est que d'assez loin que les quartiers d'hospices ont pu suivre le progrès réalisé depuis vingt-cinq ans surtout; ils font moins, moins bien, plus cher.

Les causes en sont faciles à comprendre : la première, c'est que des administrateurs bénévoles, souvent obligés de soustraire à leurs affaires ou à leurs relations le temps qu'ils donnent à l'établissement, ne feront jamais, quels que soient leur zèle et leur charité, leur principale et unique préoccupation du service.

Encore moins leurs agents administratifs, qui, très-généralement, n'ont ni pratique ni traditions, et n'accordent qu'un médiocre intérêt à un service dont leur inexpérience les empêche de comprendre la haute importance.

La seconde raison : c'est que les quartiers d'hospices sont dans les villes les plus grandes, dont la population augmente sans cesse.

Les immigrants étant loin d'appartenir tous aux classes aisées, l'assistance urbaine se trouve de plus en plus surchargée, sans que ses revenus propres augmentent en proportion.

Il faut donc trouver des ressources. Ce sont les aliénés et les subventions des villes qui les fournissent ; les premiers, d'autant plus largement que les secondes ont plus de charges.

Mais si l'accroissement de leur population oblige les villes à élever le chiffre de leur subvention à l'assistance, les avantages qu'elles en retirent sont toujours supérieurs.

Qui donc profite de la présence des administrations, des garnisons, des établiseements et monuments publics, des hôpitaux, des hospices, des fêtes, etc., etc. ?

Ce ne sont pas les campagnes.

Pourquoi donc le département paierait-il trop cher pour ses aliénés, parce que la ville de Nantes a des besoins ?

Pourquoi, au profit de cette ville et de ses 100,000 habitants, grever à tout jamais les communes et 500,000 autres citoyens du département, qui, eux, ne jouissent d'aucune compensation ?

L'intérêt du département ne saurait donc être le même que celui de la ville de Nantes et de ses hospices ; ce n'est pas sa faute si l'administration hospitalière, encaissant pendant de longues années de gros bénéfices sur les aliénés, n'a pas pu ou su les appliquer, au moins en partie, à des améliorations réclamées depuis plus de vingt-cinq ans.

Ce qui fait qu'aujourd'hui , elle ploie sous le fardeau, et que tout ce qu'elle pourrait faire ne sera point un remède au mal qu'elle a laissé s'accroître à ce point qu'il est irréparable.

Passons à l'intérêt des aliénés :

On en a parlé assurément, mais beaucoup moins que des intérêts rivaux.

Quelques voix médicales se sont bien élevées en sa faveur ; mais elles sont en très-petite minorité, et les moins écoutées probablement, parce qu'elles sont les seules vraiment compétentes.

On a pourtant dit un jour :

Que si les aliénés devaient souffrir de leur maintien à Saint-Jacques, la question serait aussitôt tranchée dans le sens le plus large : abandon et construction départementale.

Mais, suivant la majorité des votants, dans le Conseil et les commissions, Saint-Jacques n'est point insalubre ; M. l'inspecteur général Foville n'a rien dit contre sa salubrité.

Si M. l'inspecteur général n'a pas assez insisté peut-être sur l'insalubrité, il n'a assurément point parlé de la salubrité.

Il a dit : *La restauration et une notable diminution de la population feront disparaître un inconvénient, mais non pas tous...*

Quel médecin pourrait donc dire qu'une agglomération aussi nombreuse que celle de Saint-Jacques, entassée dans des bâtiments insuffisants, trop rapprochés, sur un sol humide, dans le voisinage d'un grand fleuve et de terrains submersibles, est dans de bonnes conditions hygiéniques ?

Quel médecin pourrait penser qu'un asile de 800 malades, dont les constructions et dépendances immédiates n'occupent qu'une surface de 1 hectare 63 ares 17 centiares, qui n'a pas d'habitation de jour, est un bon asile ?

N'est-il donc pas reconnu que la surface d'un asile, bâtiments et cours attenantes, doit être de *1 hectare par 100 malades?*

Ce sont les dimensions de tous les asiles modernes. Saint-Jacques devrait donc couvrir *8 hectares*, et il lui manque 6 hectares 36 ares 81 centiares du nécessaire.

On conclut à la salubrité parce que, dans ces dernières années, la mortalité n'a pas été excessive ; mais, en regard de ce fait satisfaisant, il faudrait placer le nombre des journées d'infirmerie : car si toutes les maladies ne sont pas mortelles, elles peuvent néanmoins avoir une funeste influence sur la santé intellectuelle, rendre incurables des aliénés primitivement curables.

Le chiffre des décès ne saurait donc être l'unique criterium de la salubrité ; celui des guérisons doit aussi compter pour quelque chose.

Il n'est donc pas inopportun de dire quel rang appartient à Saint-Jacques parmi ses congénères.

C'est ce que va faire le tableau suivant :

	Aurillac.	St-Brieuc.	Montauban.	Montpellier.	Morlaix.	Niort.	Orléans.	Pontorson.	Tours.	Vannes.	Nantes.
1° PROPORTION POUR CENT DES GUÉRISONS, CALCULÉE :											
A. Sur la population moyenne.......	10.56	6.3	6.7	6.2	11.1	8.5	7.3	3.7	5.9	1.2	3.19
B. Sur les admissions dans l'année..	36.7	36.1	20.04	21.52	44.6	33.54	33.55	29.5	16.5	4.6	18.94
2° PROPORTION POUR CENT DES DÉCÈS, CALCULÉE :											
A. Sur la population moyenne.......	12.5	11.2	9.04	12.02	11.8	7.55	6.57	4.50	8.05	10.6	11.34
B. Sur les admissions dans l'année..	38.63	63.0	27.77	44.88	47.69	33.68	45.55	36.36	28.44	41.86	61.53

Sur les 15 quartiers existants, nous avons dû en omettre 4 : Bicêtre et la Salpêtrière, dont les conditions s'éloignent trop de celles des autres ; Poitiers et Epinal, en raison de leur peu d'importance.

Dans son rapport de 1879, M. le docteur Petit porte à 26.70 0/0 des admissions la proportion des guérisons ; mais c'est en comprenant dans son calcul 178 pensionnaires, dont 83 entrés dans l'année.

Ces deux éléments ne sont pas comparables : les réunir, c'est fausser les proportions.

Sur les indigents, et ce sont ceux qui doivent nous occuper avant tout, la proportion des guérisons n'est bien réellement que 18.94 0/0 des admissions.

Il en est de même pour les décès : sur toute la population traitée dans l'année, c'est 8.70 0/0 ; mais sur la population moyenne des indigents, c'est 11.34 0/0.

Nous ne parlons que des indigents, parce que les asiles sont tout d'abord faits pour eux ; ensuite, parce qu'ils font le nombre et que les établissements qui figurent au tableau qui précède n'ont point ou n'ont que très-peu de pensionnaires. Si quelques individus de cette catégorie peuvent influencer les proportions, cette influence est largement compensée par les malades de la Seine, qui font plus du quart de la population des quartiers de Niort et d'Orléans, et qui tous, on le sait, sont des incurables.

Dans les asiles publics, les chiffres correspondants aux questions de notre tableau, sont :

Sur la 1re	7.72
2e	24.59
3e	11.49
4e	38.20

Leurs résultats sont donc très-supérieurs aussi à ceux obtenus à Saint-Jacques.

Le quartier de l'Antiquaille, à Lyon, bien mauvais

pourtant, primait, lui aussi, Saint-Jacques sur trois de ces questions ; et cependant, malgré cette supériorité, le département du Rhône n'a pas hésité à le supprimer.

En résumé :

Saint-Jacques n'occupe que le neuvième rang sur trois questions, et il est le dixième sur la quatrième ; — il ne lui manque que d'être après Vannes.

On peut donc dire en toute sincérité :

Qu'il est le pire, le dernier des Asiles.

Était-il, d'ailleurs, bien nécessaire, pour s'en convaincre, de recourir à la statistique ?

Ne suffisait-il pas de voir dans les tableaux du rapport de M. Petit que 1/5e des décès était dû à la phthisie (16 sur 80) ?

Et que, par un privilége qui depuis vingt ans n'appartient plus, en France, qu'à Saint-Jacques seul, le *scorbut*, cette maladie par excellence des habitations humides et malsaines, y règne toujours.

Pour avoir perdu six scorbutiques en 1879, il faut nécessairement qu'il s'en soit produit un assez grand nombre ; car tous les scorbutiques ne meurent pas.

Examinons maintenant les moyens proposés pour remédier au mal actuel.

Le premier : Maintenir à Saint-Jacques toute sa population, après restauration et augmentation des bâtiments. C'est celui vers lequel on incline fortement ; mais c'est le pire.

Saint-Jacques, la partie affectée aux aliénés, occupe une surface de 1 hectare 63 ares 19 centiares, quand il devrait, nous l'avons déjà dit, couvrir 8 hectares. Que peut-on y ajouter ?

Un ou deux hectares tout au plus ; car on ne peut s'étendre que d'un côté ; si même on va trop loin, on tombe sur des terrains d'un prix excessif, qui ferait bien vite dépasser la somme qu'on veut consacrer à ce misérable raccommodage.

Si l'on ne va pas au-delà de 2 hectares, il en manquera encore 4 36 81 pour être, au point de vue de la surface, dans des conditions normales.

Il est question de dépenser 1,200,000 francs, sur lesquels le département donnera 800,000. Il est assez probable que pas un des partisans de ce singulier arrangement ne voudrait en accepter un analogue pour son propre compte.

On a dit que le chiffre d'un emprunt destiné à la construction d'un asile départemental serait doublé par l'intérêt ; mais il en sera de même pour les 800,000 !

Et qu'on veuille bien remarquer cet aveu échappé aux adversaires d'un asile départemental :

Un asile départemental, c'est l'avenir...

Donc, à un moment donné, ils le reconnaissent ainsi, les 1,600,000 fr. payés par le département pour Saint-Jacques, l'auront été en pure perte.

Ils ont raison, et cet avenir ne sera pas aussi éloigné qu'ils peuvent le souhaiter.

Quant viendra tout-à-l'heure le chapitre des bénéfices réalisés par les hospices et à réaliser par un asile départemental, nous dirons quelle somme il faudrait encore ajouter, dans un temps donné, aux 1,600,000 francs perdus déjà.

Le second moyen, c'est la construction d'un asile pour les hommes seuls, et le maintien des femmes à Saint-Jacques.

C'est là un expédient de conciliation ; comme si un moyen terme était admissible sur un pareil sujet !

Saint-Jacques est bon ou mauvais : s'il est bon, il faut le conserver tout entier ; s'il est mauvais, et quel homme compétent en douterait ? il faut l'abandonner tout entier.

Evidemment donc, M. l'inspecteur général Foville n'a proposé ce moyen qu'en raison des résistances qu'il a rencontrées et avec l'arrière-pensée, de cela j'en suis certain, de compléter l'œuvre plus tard.

Car, il sait trop bien qu'un asile d'un seul sexe n'a jamais été un bon asile, il y manque toujours quelques chose, et son entretien est plus cher.

Cette situation n'est bonne qu'à Rouen, où les deux asiles étant contigus, peuvent s'entraider.

Construire pour les hommes et pour les femmes plus tard, ne se pourrait que bien difficilement avec la somme prévue, 1,300,000 fr., si l'asile mixte doit coûter 2,500,000 francs.

Il serait indispensable de donner tout de suite aux services généraux les dimensions nécessaires à cet avenir ; s'ils n'étaient faits qu'en vue des premiers occupants, ils deviendraient insuffisants et bien difficiles à agrandir.

Dans un asile mixte, de l'importance qu'aurait alors celui-ci, les services généraux coûtent un tiers de la dépense totale, et chacun des deux sexes l'un des deux autres tiers.

Il faudrait donc dépenser 1 million 600,000 fr.

En outre, dans un asile mixte complet, on pourrait très-sensiblement abaisser le prix de journée, nous espérons le démontrer plus loin, — diminution qui ne serait pas possible, au moins dans la même mesure, avec un seul sexe ; les frais généraux proportionnels s'élevant d'autant plus que la population est moindre.

Néanmoins, si l'asile pour les hommes seuls doit être repoussé, il n'en saurait être de même pour l'asile mixte, dont une partie serait ajournée.

Le troisième moyen serait la construction complète et immédiate d'un asile mixte.

C'est ce qui serait le plus rationnel, le plus réellement économique, et la seule manière de donner pleine et entière satisfaction à ce que commande la charité chrétienne envers les aliénés.

Mais, a-t-on dit, une pareille dépense serait un désastre pour le département !

A l'auteur de ce cri de détresse je demande la permission de répondre :

Je crois qu'un économiste serait d'un autre avis.

Une grosse somme qui entre dans un pays, qu'on y dépense rapidement et utilement, qui n'en ressort, même doublée par les intérêts, que lentement et par petites parties, n'a jamais apporté la ruine, loin de là.

Pendant son amortissement à long terme, elle peut se doubler plusieurs fois, se décupler suivant la longueur du terme, dans les mains entre lesquelles elle se trouve subdivisée par le temps et le travail.

A côté du devis de l'architecte, on a fait miroiter des chiffres, faits pour effrayer la galerie sans doute ; mais de même qu'une dépense peut être exagérée, on peut aussi la limiter.

Les asiles chers sont ceux dans lesquels on a déployé un luxe de construbtion qui n'est jamais indispensable : le luxe est permis aux riches, mais rien n'oblige les fortunes modestes à les imiter ; un asile peut être bon, aussi bon qu'un autre plus somptueux, sans lui ressembler.

Pour permettre d'en juger, il me suffira de citer quelques ssiles modernes, également bons, bien que les uns soien luxueux et les autres plus modestes.

C'est dans la moyenne de leurs divers prix de revien

qu'on doit chercher le chiffre vrai de la somme à dépenser pour faire bien, ni trop ni trop peu.

Saint-Yon, à Rouen, est le plus magnifique de tous ; il possède un immense et splendide pensionnat, contient 1100 places et a coûté en chiffre rond : 5,000,000.

Mais hâtons-nous d'observer que son luxe n'est pas la seule cause de ce prix élevé : il s'est produit des circonstances fortuites et exceptionnelles, les unes dues à la nature du sol, qui ont fait dépenser 1,500,000 fr. qu'on n'aurait pas dépensés ailleurs.

Dégagé de tous les imprévus et d'une partie du luxe, la dépense n'aurait pas excédé 3,500,000 fr. ; ce qui aurait mis chaque place à 3,181 fr. et l'ensemble à 2,544,800 fr., si l'établissement n'avait dû fournir que 800 places.

L'asile de Bron, à Lyon, a coûté 2,770,000 fr. ; il contien 750 places, soit 3,693 fr. l'une.

Là encore, il faut tenir compte du luxe déployé et de ce fait, qu'après Paris, Lyon est probablement le pays où les constructions coûtent le plus cher.

Evreux, avec un assez grand luxe aussi et un vaste domaine, a coûté 2,245,840 fr. ; il fournit 800 places, soit 2,807 fr. l'une.

Mais, à côté de ces somptueux établissements, en voici d'autres, non moins bons, qui sont loin d'avoir atteint les mêmes chiffres.

Pau, 400 places, y compris pensionnat, a coûté 711,196 fr., ou 1,546 fr. la place.

Aix (Bouches-du-Rhône), qui s'achève, 700 places, aura coûté 1,027,672 fr., ou 1,468 fr. la place.

Armentières (Nord), presque terminé aussi, 675 places, dont 76 en pensionnat, ne dépassera pas 1,200,000 fr., c'est dès maintenant certain, ou 1,777 fr. la place.

Ces six asiles donnent 4,425 places ; déduction faite des 1,500,000 fr. des imprévus de Rouen, ils ont coûté

11,453,968 fr. ; c'est 2,588 fr. la place ou 2,070,400 fr. pour 800 places.

Après avoir exagéré le prix de l'asile, on a procédé de la même manière pour le mobilier.

En laissant de côté les asiles de la Seine, ainsi que j'ai dû le faire pour la construction, le prix moyen du mobilier complet n'atteint pas 650 fr. par place ; et par mobilier, j'entends le vestiaire et les meubles proprements dits. Pour 800 places, ce serait donc 520,000 francs au maximum.

Ou, construction et mobilier réunis, un total de 2,590,400 francs, y compris, bien entendu, le domaine sur lequel seraient élevées les constructions.

Le choix de ce domaine n'est pas plus indifférent que l'espace destiné aux constructions ; dans l'asile moderne, les bâtiments sont l'instrument, et le domaine en est la clef : c'est lui qui permet de varier les moyens et d'utiliser toutes les aptitudes, au grand avantage des individus et de l'établissement lui-même.

Il ne doit être ni trop près ni trop loin de la ville, ni trop étendu ni trop restreint ; d'un seul tenant, sur un point modérément culminant et fournissant abondamment l'eau nécessaire.

On aurait tort de rechercher des terres de première qualité : pourvu qu'elles soient cultivables, le travail des malades les a bientôt rendues égales aux meilleures.

L'important est que les cultures y puissent être variées, tout en donnant une prédominance marquée aux prairies, aux cultures sarclées.

Avec 600 indigents, 50 à 60 hectares sont largement suffisants.

J'ai dit que les hospices avaient réalisé, ou pu réaliser, de gros bénéfices sur les aliénés : l'expérience le démontre ; mais l'expérience n'appartient qu'à quelques-uns, et c'est un grand nombre qu'il faudrait convaincre.

Ce qui s'obtient ailleurs, partout, sera, je pense, une preuve suffisante, et dira en même temps ce qu'on obtiendrait par un asile public.

Ces points établis, on sera bien près d'être obligé de reconnaître que le département ne dépenserait pas plus en construisant un asile complet qu'en adoptant les demi-mesures, absolument inefficaces, auxquelles on veut l'entraîner.

Suivant des données positives, dans les conditions du service intérieur du quartier de Saint-Jacques, l'administration faisant son pain, abattant sa viande, ne donnant trop souvent aux aliénés que des vêtements de *succession*, laissant les services généraux communs avec l'hospice, etc., un prix de journée de 1 fr. couvrirait largement le prix de revient.

D'après les comptes des asiles qui ont établi une boulangerie, un abattoir, et dont la population est d'environ 600, l'économie minima sur les prix d'adjudication est de 4,000 fr. sur le pain, et de 10,000 fr. sur la viande.

Il n'est pas douteux que, à Nantes, on doit en retirer les mêmes avantages.

Et il n'y a point ainsi d'exagération à dire que, le prix de journée étant de 1 fr. 30 à Saint-Jacques, les 30 centimes sont tout bénéfice.

C'est-à-dire que la population moyenne des indigents ayant été de 565 en 1879, il a été réalisé, de ce chef, un bénéfice de 62,867 fr.

D'autre part, il est reconnu que le bénéfice minimum sur les pensionnaires, quand ils sont nombreux, varie de 1/4 à 1/3 du prix de la pension.

La moyenne des pensionnaires ayant été de 177 en 1879, et les pensions payées ayant produit 155,057 fr. 15 c., la proportion la plus faible, le 1/4 comme bénéfice, fait encore 38,764 fr.

Soit, en chiffre rond, pour toutes les catégories, un bénéfice net de 100,000 fr.

La preuve que ce bénéfice est possible, et qu'étant possible il est réel, car on ne saurait le nier sans accuser ici la compétence et la vigilance de l'Administration, c'est, je l'ai déjà dit, qu'un asile privé a fait et payé en huit ans, sur ses bénéfices, plus de 600,000 fr. de travaux ;

Que Bailleul Nord paie des annuités de plus de 100,000 fr. pour amortir ses nombreux emprunts ;

Maréville, qui a pu abaisser le prix de journée de son département, — n'ayant que 1,15 pour les départements étrangers, — à 0,75 et faire d'immenses constructions ;

Toulouse, qui a fait de même ;

Châlons-sur-Marne, qui s'est créé avec ses économies;

Saint-Venant (Pas-de-Calais), qui n'a commencé à se reconstruire qu'après avoir économisé 1,500,000 fr.;

Aix-en-Provence, reconstruit en grande partie avec ses économies et qui s'achève au moyen d'emprunts dont ses bonis font seuls le service ; il n'a pas de pensionnaires, son prix moyen est 1,15, et ses bonis, souvent supérieurs, ne sont jamais inférieurs à 45,000 fr.

En résumé, les 42 asiles publics des départements ont entre eux réalisé, en dix ans, une économie de 4,000,000 fr., et leur prix moyen ne dépasse pas 1,14 ; plusieurs même n'atteignent pas à ce chiffre.

Il me paraît donc bien prouvé que les asiles font des bonis sur leurs recettes, bien que leur prix de journée soit inférieur et que leurs frais généraux soient supérieurs.

C'est qu'ils sont mieux administrés et savent tirer meilleur parti de tout ce qu'ils ont sous la main.

Si la Loire-Inférieure avait un asile départemental, elle ne ferait pas exception, et nous resterons dans la vérité pratique en affirmant qu'elle n'aurait pas à lui donner, comme prix de journée, plus de 1,15.

Avec 600 indigents, ce serait donc, sur le prix actuel, une économie annuelle de 32,850 fr.

On a dit qu'un emprunt de 2,500,000 fr. serait doublé par l'intérêt ; il est supposable qu'il s'agirait d'un emprunt à long terme, remboursable par annuités, amortissement et intérêts compris ; il pourrait alors dépasser un peu les 5 millions.

Admettons, si l'on veut bien, une durée de 50 ans, qu'on est d'ailleurs toujours libre d'abréger.

L'annuité exigée par le Crédit Foncier, pour ces sortes de prêts, est de 5 04 °/₀; mais, traitant pour une grosse somme, on pourrait obtenir un taux plus bas encore.

Néanmoins, acceptons 5,04 et l'annuité de 2,500,000 fr., qui sera de 135,000 fr.

Mais il faut se rappeler que l'asile public, ne recevant qu'un prix de journée de 1,15, au lieu de 1,30 payés à Saint-Jacques, il en résulte une économie annuelle de 32,850 fr., qui vient en déduction de l'annuité de 135,000 fr., ainsi réduite à 102,150 fr.

Mais ce n'est pas tout : nous avons vu tout-à-l'heure que des asiles qui ne reçoivent pas même 1,15, font des bonis qui, pour quelques-uns, dépassent 100,000 fr., et pour beaucoup sont de 40,000 fr.

Pour ne pas être accusé d'exagérer, disons qu'un asile départemental à Nantes, avec 600 indigents et près de 200 pensionnaires, n'obtiendrait que la moitié de ce qu'obtiennent les asiles qui se rapprochent le plus de ce qu'il serait, c'est-à-dire 50,000 fr.

S'il est juste de laisser à un asile naissant, pendant ses premières années, la libre disposition de ses bonis, il ne l'est pas moins de le faire contribuer, un peu plus tard, à l'amortissement des dettes contractées pour lui.

L'asile de Nantes pourrait donc facilement, je dis même très-facilement, concourir à l'annuité à payer, pour 25,000 francs en moyenne.

Bien des asiles moins importants ont payé ou paient

encore des annuités supérieures, grâce aux produits en nature, au travail, qui leur viennent en aide.

Dans un asile de l'importance qu'aurait celui-ci, ces deux sources de revenu, ou plutôt d'économies, ce qui revient au même, ne peuvent manquer d'être ce qu'elles sont ailleurs : au minimum, 15 0/0 de la recette en argent.

L'annuité, que nous avons laissée à 102,150, réduite encore de 25,000, ne serait donc plus que de 77,150 pour le département.

77,150 fr., pendant 50 ans, feraient 3,857,500 fr. au maximum.

Voyons maintenant ce que dépenserait, absolument en pure perte, le département, en continuant pendant le même temps à payer 1 fr. 30 à Saint-Jacques, c'est-à-dire 15 centimes de trop, et en y ajoutant une subvention de 800,000 fr.

Nécessairement, ces 800,000 fr. se trouveraient doublés eux aussi par l'intérêt. — Soit, 1,600,000 fr.

15 centimes payés en trop chaque jour, pendant 50 ans, pour chacun des 600 indigents placés, faisant 32,850 fr. par an, formeraient un total de 1,642,500 fr., soit 3,242,500 fr. avec les 1,600,000 fr. de la subvention doublée par l'intérêt.

Que doit-on donc préférer, dépenser 3,242,500 fr. *pour maintenir ses aliénés dans une déplorable situation et ne retirer absolument rien de cette grosse somme*, ou bien dépenser 615,000 fr. de plus, *pour faire à tous ces infortunés la charité telle qu'elle leur est due, préparer une grosse économie perpétuelle pour l'avenir et être propriétaire d'un bel établissement*?

Il faut noter que ces 615,000 fr. de plus se répartiraient sur 50 années, ne feraient par conséquent que 12,500 fr. de plus par an. Et tout cela, en admettant qu'on ne puisse obtenir une modération sur le taux de 5 04 0/0.

On pourrait abréger les délais de l'amortissement, sans modifier beaucoup le résultat financier final ; car si, avec des délais plus courts, le total des annuités de l'asile se trouve diminué, la différence pourrait être compensée par un abaissement proportionnel du prix de journée, facile à opérer, l'asile devant se trouver alors, depuis longtemps, dans toute sa valeur productive.

Je ne saurais terminer sans m'arrêter un moment à quelques-unes des objections qui se sont produites.

On a dit qu'en ajournant à 15 ans la construction d'un asile départemental et donnant maintenant 800,000 fr. aux hospices, le département ferait une grosse économie.

Attendu que l'asile, qui aurait coûté 2,500,000 fr., ou 5,000,000 fr. avec les intérêts, ne vaudrait jamais que 2,500,000 fr. ; d'où une perte égale.

Tandis que les 800,000 fr. donnés aux hospices, bien que doublés aussi par l'intérêt, ne feraient que 1,600,000 fr. perdus ; d'où un bénéfice *évident* de 900,000 fr.

Etrange calcul, que son auteur n'applique assurément pas à ses affaires personnelles.

Donner 1,600,000 fr. pour ne recevoir rien en échange, est un moyen nouveau de s'enrichir qui ne trouvera pas beaucoup d'adeptes.

Ajourner la construction n'est pas trop mal ; car c'est en reconnaître la nécessité : mais dépenser 1,600,000 fr. pour le plaisir d'attendre, c'est cher et cela ne diminuera pas le prix à payer dans quinze ans ; et qui sait encore si, d'ici quinze ans, les constructions n'augmenteront pas de prix autant qu'elles l'ont fait depuis quinze ans ?

Et si l'on continue à payer à Saint-Jacques, pendant quinze ans, 32,850 fr. de plus qu'on ne paierait à l'asile départemental, cette belle économie de 900,000 fr. ne se trouvera-t-elle pas réduite de 492,750 francs, ou abaissée à 407,250 fr.

Peut-on même prétendre que ce chiffre ne sera pas encore amoindri ?

Parce qu'il s'est trouvé, à Saint-Jacques, huit malades de moins en 1879 qu'en 1878, on s'empresse de conclure à une décroissance constante, suivie, des aliénés assistés. Quelle illusion !

La progression ascendante générale ne diminue point ; elle est environ de 800 par an, 1/56e à peu près de la population séquestrée.

Que ceux qui espèrent, attendent une diminution, veuillent bien se souvenir qu'en 1871, il n'y avait à Saint-Jacques que 413 malades au régime commun.

En 1879, il y en a 565, — ou, en dix ans, 152 de plus.

Voilà bien de quoi justifier des espérances !

L'augmentation progressive continuera d'autant plus sûrement à Saint-Jacques, qu'on y guérit peu ; on n'y guérira pas davantage quand on l'aura rapiécé, et ce sont les aliénés qui ne guérissent pas, qui tombent dans la chronicité, qui font le plus fort appoint à l'encombrement des asiles.

Comme dernier argument contre l'asile départemental, on a déclaré que les hospices consentiraient une diminution du prix de journée ; qu'ils n'exigeraient à l'avenir, pour les indigents, que le prix de revient.

Le connaissent-ils, ce prix de revient? Avec leur organisation, ce n'est pas facile et je les mettrais volontiers au défi d'en fournir un parfaitement exact.

A une époque déjà loin, en 1862, je crois, ils disaient le

connaître aussi, et ils prétendaient dépenser pour les aliénés plus que la recette faite sur eux, c'est-à-dire plus de 323,859 fr.; ce qui aurait fait ressortir ce prix de revient à 1 fr. 47 c. 880.

Mais qu'importe qu'ils parviennent ou non à établir un prix de revient? qu'importe qu'ils abaissent le prix actuel? Les aliénés en seront-ils mieux?

Saint-Jacques pourra-t-il mieux leur donner la guérison qu'ils viennent lui demander, ou la vie douce à laquelle leur infortune a droit?

Je crois que les chiffres que j'ai donnés dans ces pages sont exacts; mais, en admettant qu'on y relève quelques erreurs, il n'en restera pas moins évident :

Qu'on se préoccupe trop du côté financier de la question;

Que, sur ce point lui-même, on fait fausse route;

Que l'asile le moins cher est celui qui guérit le plus de malades;

Que cet asile ne sera jamais Saint-Jacques;

Que l'aliénation y passera toujours, plus souvent qu'ailleurs, à l'état chronique, c'est-à-dire d'incurabilité;

Que les cas de phthisie continueront à y être plus nombreux que dans les autres asiles,

Et qu'on y verra toujours le scorbut.

L'humanité exige donc que l'on comprenne qu'un asile n'est pas destiné seulement à renfermer, à contenir les aliénés; mais qu'il est, avant tout, *un instrument de traitement*, devant remplir certaines conditions, que ne remplira jamais Saint-Jacques et hors desquelles on manque le but.

UN VIEUX SERVITEUR DES ALIÉNÉS.

Nantes, imprimerie MERSON, rue du Calvaire, 8.

www.ingramcontent.com/pod-product-compliance
Ingram Content Group UK Ltd.
Pitfield, Milton Keynes, MK11 3LW, UK
UKHW020409250726
13967UKWH00006B/2558

9 782013 042956